Pecarrère.

Traité
ur l'Opium exotique
t l'Opium indigène.

P. 1835.

# TRAITÉ

SUR

# L'OPIUM EXOTIQUE

ET

# L'OPIUM INDIGÈNE,

**Par Eugène PÉCARRERE,**

(SAVERDUN, *Ariège.*)

PHARMACIEN, EX-ÉLÈVE DES ÉCOLES SPÉCIALES DE MONTPELLIER ET
DE PARIS, BACHELIER ÈS-LETTRES.



## Paris.

## 1835.

# A ma Mère, A mon Père.

**TRIBUT DE RECONNAISSANCE.**

*Ils furent les appuis de mon enfance, je serai le soutien de leurs vieux jours.*

E. PÉCARRÈRE.

LAGNY. — Imprimerie d'A. Le Boyer et Comp.

# DE L'OPIUM.

———◄◊►———

*Date veniam scriptis quorum non gloria nobis causa,*
*sed utilitas officiumque fuit.*

Que la main qui le verse en soit toujours avare,
Du sommeil à la mort une goutte sépare.
M. A. PETIT.

*L'opium retiré des pavots indigènes ne peut-il pas remplacer dans un certain nombre de cas, l'opium fourni par les pavots exotiques ?*

Il y a peut-être de la présomption de ma part à vouloir traiter un sujet sur lequel tant de savans ont déjà fait des observations pleines de mérite et d'intérêt. Je sais que la question que je me propose est loin d'avoir été complètement résolue, et exigerait un travail au-dessus de mes forces, si je voulais la traiter sous tous ses points de vue; aussi je ne désire présenter ici que les observations que j'ai été à même de recueillir pendant le cours de mes études théoriques et pratiques. Je m'appuie des travaux auxquels se sont livrés ceux qui ont opéré sur des pavots bien sains, bien nourris, et parfaitement élaborés.

Enhardi par leurs résultats, j'ai cru devoir me demander si l'extrait des pavots indigènes préparé avec soin, jouit des propriétés de l'extrait exotique à une dose quelconque. J'ai résolu affirmativement cette question; mais mon opinion étant d'un faible poids, j'ai eu, surtout, quand je l'ai émise, le désir d'éveiller l'attention de gens plus instruits que moi, et qui, grâce à leur travaux et à leur longue expérience, pourront sans doute parvenir à résoudre cet important problème.

LE PAVOT SOMNIFÈRE ( *papaver somniferum* ) appartient à la polyandrie monogynie de Linnée ; sa racine est annuelle, fusiforme, blanchâtre ; elle produit une tige de deux à quatre pieds de hauteur, plus ou moins rameuse ; glauque comme toute la plante ; glabre dans sa plus grande étendue ; hérissée de quelques poils dans la partie dépourvue de feuilles et qui sert de pédoncule aux fleurs. Ses feuilles sont oblongues, sessiles et semi-amplexicaules, partagées jusqu'à moitié en lobes opposés et inégalement dentés à leurs bords ; ses fleurs sont terminales, larges de trois à quatre pouces, de couleur blanche ou gris de lin, et seulement de quatre pétales dans celle à fleurs doubles et variant par mille nuances différentes, depuis le blanc jusqu'au rouge et au violet le plus foncé. Le calice est glabre et tombe au moment où les fleurs s'épanouissent ; le stigmate qui couronne l'ovaire, forme un plateau à dix rayons, les capsules sont globuleuses ou ovoïdes ; elles s'ouvrent par autant de pores que le stigmate a de rayons, et elles contiennent une grande quantité de graines blanches, grisâtres ou noirâtres. Cette plante fleurit en mai et juin ; elle est originaire de l'Orient, et aujourd'hui naturalisée dans la plus grande partie de l'Europe ; on la cultive dans presque tous les jardins comme plante d'ornement, et dans plusieurs provinces, principalement dans les pays du nord, comme espèces oléagineuses. Elle est principalement cultivée pour l'extraction de l'opium dans tout l'Orient, en Arabie et en Perse. Dans ces dernières contrées, elle fournit, soit relativement à l'influence du climat, soit par rapport au mode d'exploitation, des produits de qualité différente, et qui ne sont pas également estimés dans le commerce de la droguerie. D'après des voyageurs dignes de foi,

( 5 )

l'opium dont on fait le plus de cas chez les Orientaux, est celui que
l'on tire par incision des capsules mêmes du pavot : on les exploite
alors quelles sont encore très succulentes, et avant quelles jaunis-
sent. C'est à cette époque de leur maturation qu'on y pratique des
incisions peu profondes, d'où l'on voit découler aussitôt un suc lai-
teux et assez épais, d'une odeur vireuse et d'une saveur amère, qui
se colore et acquiert de plus en plus de la consistance par son contact
avec l'air, et qui après dix à douze heures d'exposition, se trouve
entièrement solidifié. On enlève cette première récolte, soit avec
des spatules ou au moyen de réservoirs placés tout autour de la tige :
L'on procède à de nouvelles incisions, qu'on réitère jusqu'à ce
qu'on ait épuisé toute la periphérie des capsules.

L'opium qui se produit ainsi spontanément est très recherché des
naturels, et nous n'en recevons pas dans le commerce de cette première qualité, à laquelle les Turcs donnent le nom d'*ffiaon* ou *mère-
goutte*, parce qu'on le divise assez ordinairement par petites por-
tions sur des papiers légèrement huilés, où il prend. en s'étalant, un
peu de la forme de gouttes ou de pastilles. Il ne paraît cependant pas
que tout cet opium de premier choix soit consommé dans le pays,
du moins on affirme généralement qu'une partie est réservée pour
ajouter dans celui de qualité inférieure, afin de lui donner cette
odeur vireuse qui forme un des caractères du bon opium.

Ainsi, aussitôt que l'exploitation des capsules est terminée, on
récolte les tiges, onles pile avec les capsules, et l'on en extrait le
suc, qu'on met à part; puis on délaye le marc dans une certaine
quantité d'eau; on en fait une décoction qu'on passe à travers un
tissu serré, et qu'on soumet ensuite à une évaporation ménagée.
Lorsque la décoction est réduite des deux tiers environ, on y ajoute
le suc obtenu par expression, et l'on fait évaporer de nouveau jus-

qu'à ce qu'on ait atteint la consistance d'extrait, et c'est alors seulement qu'on y incorpore l'extrait naturel qui provient des incisions.
On forme avec l'extrait de petites masses arrondies qu'on saupou-
dre avec des feuilles de pavot grossièrement pilées , ou avec des
débris de quelques autres végétaux et principalement des semences
de rumex que l'on incorpore même quelquefois en assez grande
quantité dans la masse ; enfin l'on en achève la dessication au so-
leil ; voilà à quoi se réduit le procédé le plus simple pour l'extraction de ce précieux médicament.

Le rang important où il se trouve placé dans la matière médicale,
l'a , de tout temps, rendu l'objet de l'attention des praticiens. Les
diverses recherches qui ont été faites sur l'opium remontent à la plus
haute antiquité ; mais à cette époque les expériences peu appuyées
par les ressources insuffisantes que leur offrait la chimie à peine
naissante , demeurèrent long-temps infructueuses. On se bornait
alors à dire que la résine de l'opium était la partie essentiellement
narcotique de ce médicament , et que la partie gommeuse était seule
vraiment calmante. Ces faits, dont l'analyse chimique ne pouvait
nullement affaiblir l'authenticité, semblaient avoir acquis une certaine probabilité. On ignorait alors qu'outre le principe résineux
qu'on cherchait à éliminer , on détruisait en même temps, par les
procédés qu'on employait, une quantité considérable de substances
actives ; aussi l'activité moindre de l'opium, était plutôt due à cette
dernière cause qu'à celle de la séparation de la résine, du moins
d'après l'opinion de Alston , de Duchner et même de Lavoisier.

Cette théorie a néanmoins été soutenue pendant long-temps, et
les expériences qui nous ont fait connaître clairement la nature de
l'opium , ne datent pas d'une époque très reculée ; après les expériences de SYDENHAM, et de l'abbé ROUSSEAU , nous avons vu plus

( 7 )

récemment encore, Baumé soutenir avec force la théorie que je
viens de développer, l'appuyer par des expériences nombreuses; il
proposa de préparer son opium *par longue digestion*, il prétendait
ainsi détruire la partie résineuse et conserver seulement le principe
calmant de l'extrait thébaïque; nous ne citerons ici son extrait qu'en
passant, car il nous entraînerait dans de trop longs détails.

Il consistait à exposer à l'action continue du feu, pendant un
espace de six mois environ, une dissolution aqueuse d'extrait du
commerce.

La partie résineuse, soumise à l'action de cette chaleur prolongée, se décomposait, disait Baumé, et l'opium possédait des qualités calmantes et nullement stupéfiantes; l'emploi comparatif de
cet opium et de l'opium du commerce, justifiait pleinement l'idée
que Baumé s'était faite de la nature de l'opium : son extrait, ainsi
préparé, agissait comme un calmant très efficace sans produire ja-
mais le moindre accident. Les faits que cite Baumé sont d'une jus-
tesse qui peut très bien les avoir rendus probables à ses yeux; j'ai
vu employer comparativement, de l'extrait préparé d'après le procédé de Baumé, et de l'extrait purifié de nos pharmacies, et je dirai
que si l'on a retrouvé à l'extrait de Baumé les qualités qu'il lui
attribuait, ce n'est que lorsqu'il a été administré à des individus
chez lesquels la trop grande irritabilité rendait l'usage de l'extrait
ordinaire presque impossible; je suis donc loin de prétendre que la
cause de l'annullation de l'effet narcotique soit due à la détérioration
de la résine, car il devrait y avoir aussi déperdition considérable
du principe calmant.

L'action prolongée de la chaleur, ne se bornant pas seulement à
altérer la résine, altérerait aussi ces principes alors inconnus, et

que nous considérons comme les vrais principes calmans de l'opium, ce sont la morphine, la narcotine et la codeine.

Cependant ces expériences sembleraient prouver que le principe calmant est entièrement distinct du principe narcotique, puisqu'il persiste même après la destruction de ce dernier; j'aurais bien désiré, si le temps me l'eût permis, analyser comparativement de l'extrait d'opium préparé par longue digestion et de l'extrait d'opium gommeux, afin de constater l'altération que peuvent avoir éprouvé les principes de l'opium et l'état dans lesquels ils s'y trouvent; je n'ai pas connaissance que ces analyses aient été faites, et j'ose croire qu'elles ne seraient pas infructueuses.

Les expériences qui ont été faites par les chimistes modernes, nous ont parfaitement éclairés sur la nature des principes constituans de l'opium, mais on ne pourrait cependant pas dire encore avec hardiesse, que l'on a séparé le principe calmant du principe stupéfiant de cet extrait.

A l'époque où les travaux ingénieux de M. Derosne, pharmacien de Paris, vinrent donner une idée nette de la composition de l'opium, la matière cristalline qu'il y avait découverte devint l'objet des recherches actives de Sertuerner, qui découvrit alors sa composition et sa nature alcaline et lui donna le nom de narcotine, il découvrit aussi la morphine que Derosne y avait déjà aperçue sans en déterminer la nature, il y trouva aussi l'acide succonique de la résine, et plusieurs autres principes peu importans et que je ne mentionnerai pas ici; mais ceux qui ont fixé depuis cette époque l'attention des chimistes, sont la morphine, la narcotine et plus récemment la codeine, dont les propriétés vraiment remarquables semblent lui devoir assigner un rang important parmi les principes de l'opium.

Revenons à la morphine et à la narcotine. Après leur découverte,
des essais nombreux furent tentés pour constater leurs propriétés ;
mais les expériences les mieux dirigées n'ont pas encore pu lever le
voile du doute qui couvre les effets de ces différens produits. Ainsi
la morphine, qui, à des doses extrêmement minimes jouit de propriétés très actives, fut considérée comme le principe essentiellement calmant de l'opium, on assurait même qu'elle produirait une action
purement calmante et nullement mêlée de narcotisme; de son côté
la narcotine, comme l'indique son nom, était considérée comme le
principe narcotique, ou principe évidemment nuisible de l'opium.
Les expériences nombreuses dont M. Magendie a appuyé cette dernière opinion, semblaient lui donner quelques probabilités. Il assure
avoir obtenu de l'emploi de la morphine, des effets calmans sans le
moindre indice de narcotisme, et avoir au contraire obtenu des effets
franchement narcotiques, de l'emploi de la narcotine ; mais les expériences qui ont été faites depuis cette époque n'ont pas toujours
confirmé celles de M. Magendie : l'on a vu la morphine seule produire tous les effets de l'opium ; d'un autre côté l'on a vu la narcotine
ne manifester ses effets que sous l'influence de certains dissolvans
d'une nature différente. On l'a vue tour à tour dangereuse ou presque inactive, suivant qu'on l'administrait dissoute dans l'huile , ou
dans différens acides, ou bien à l'état de pureté.

Enfin, dans ces derniers temps, la codeïne découverte par M. Robiquet, a été vantée comme le principe évidemment calmant de
l'opium ; ses propriétés paraissent vraiment remarquables. Elle
produit en effet, disent les praticiens qui l'ont employée un sommeil doux , accompagné de rêves agréables, et un réveil sans dou-
leur. Cette précieuse découverte n'a cependant pas eu tous les avan-
tages qu'elle aurait mérités ; son prix excessif ne permet pas de faire
de nombreuses expériences et, fût-elle réellement le principe le plus

précieux de l'opium , si l'on ne trouve pas un procédé qui en produise de plus grandes quantités et rende par conséquent son usage moins dispendieux , son utilité sera considérablement diminuée.

Tel est l'abrégé succint des expériences principales qui ont été faites jusqu'à ce jour sur l'extrait de Thèbes : malgré ces travaux nombreux et qui ont illustré les chimistes qui les ont effectués, il reste de l'incertitude ; j'ai vu la codeine elle-même, considérée comme essentiellement calmante, produire des symptômes narcotiques qui furent vraiment effrayans, et cela à une dose très modérée ; à la vérité je n'ai vu qu'un accident de ce genre, et je sais positivement que très souvent elle a produit des effets très bienfaisans.

Cette incertitude presque insurmontable, le haut prix de l'opium, la difficulté qu'on éprouve à se le procurer pur dans le commerce, l'action d'ailleurs purement calmante de l'opium retiré du pavot indigène, me sembleraient des motifs assez puissans pour diminuer considérablement l'emploi de l'opium exotique et augmenter celui de l'opium indigène.

Je ne prétends pas néanmoins que l'opium exotique doive être entièrement banni de l'usage médical ; il est des cas où l'opium thébaïque ne peut être remplacé par l'opium de nos pavots. Ces cas sont ceux dans lesquels il est employé à l'extérieur ; alors son principe odorant , vireux et narcotique, agit puissamment sur les organes, tandis que dans ce cas, notre opium serait presque inerte ; mais lorsqu'il est administré à l'intérieur, et c'est la majorité des cas, je pense qu'on peut , sans inconvénient, lui substituer l'extrait indigène. On aurait même l'avantage inappréciable de ne pas avoir à craindre ces accidens terribles et suivis des plus fâcheux effets. Si l'on compare

( 11 )

les analyses de ces deux extraits, on trouvera dans leur composition,
sinon une identité parfaite , du moins des différences peu nombreuses et peu importantes. Les mêmes principes se trouvent dans les
deux extraits, seulement en quantité différente; leurs effets doivent
donc être les mêmes , sauf plus ou moins d'énergie , et c'est ce qui
a lieu.

L'extrait d'opium thébaïque contient une quantité de morphine
plus grande que celle que contient notre extrait. La narcotine se
trouve en moindre proportion dans l'extrait indigène que dans l'extrait exotique.

Ainsi l'extrait de nos pavots contient donc la morphine, la narcotine , et tous les autres principes actifs de l'opium exotique ; il a
cet insigne avantage, de ne pas posséder, comme ce dernier, cette
partie âcre , excitante et stupéfiante, ce qui a fait que les praticiens
et plusieurs auteurs recommandables en ont proposé son emploi
comme très précieux pour le soulagement de nos maux. Je ne citerai
pas ici tous les nombreux travaux des savans qui ont traité ce sujet
et ont proposé d'employer ce succédané pour diminuer le nombre
des accidens et ouvrir au sein de la France, une nouvelle source de
richesses. Tout cela m'entraînerait trop loin; il en est cependant que
je ne puis passer sous silence, leur opinion est trop puissante pour
ne pas s'en appuyer. M. Loiseleur des Longchamps, dans son *Traité
sur les succédanés*, rapporte une série d'expériences faites avec
l'extrait de nos pavots; elles lui ont donné les résultats les plus satisfaisans. Il a constamment obtenu un calme réparateur de l'usage
de l'extrait du pavot français, à la vérité à une dose double de celle
à laquelle on emploie l'extrait d'Orient. Il pense que son usage serait extrêmement avantageux. Ses expériences nombreuses et exactes
ne laissent plus aucun doute sur l'efficacité de l'extrait de nos pavots
préparé avec soin.

M. Boudet, qui, dans un travail très intéressant, a comparativement analysé l'extrait de Thèbes, celui de Naples et celui de France,
a trouvé que l'extrait de Naples se rapprochait étonnamment de
l'extrait oriental, il lui a trouvé à un moindre degré l'odeur vireuse qui caractérise l'extrait du commerce; du reste, dit-il, la
composition des trois extraits ne diffère guère que par les propor-
tions. M. Boudet assure, d'après ses expériences, qu'il est très porté
à croire qu'en soignant dans les contrées méridionales de la France,
dont le climat se rapproche de celui d'Italie, la vraie espèce du
pavot cultivé en Orient, on pourrait par ce moyen obtenir un
opium de très bonne qualité; à ces travaux je pourrais joindre ceux
de MM. Blondeau, Baulduc, Accarie.

Le travail de M. Tylloy offre trop d'intérêt pour que je n'en dise
pas un mot. Ce savant dit qu'il y aurait même de l'avantage à extraire
la morphine des capsules de nos pavots.

Je pourrais citer également le Mémoire présenté à l'Académie de
Médecine, par M. Drousart; dans ce travail intéressant on trouve
une foule de détails sur la manière d'obtenir l'extrait d'opium et
toujours identique, il croit aussi que son action franchement calmante doit le faire préférer; d'après le même savant, on est par-
venu en Angleterre à obtenir un opium presque aussi bon que celui
d'Orient au prix de 16 ou 17 francs la livre.

Au nombre de ceux qui se sont livrés à la récolte de l'opium, il
faut citer M. John Young d'Edimbourg, récompensé d'une mé-
daille en or par la Société d'encouragement de cette ville.

M. Lainé de Malley, qui, malgré qu'il ait opéré sur de petites
quantités, est arrivé à un résultat qui lui a paru néanmoins fort
avantageux.

**M.** François-Xavier Burtin, dans un mémoire qui a remporté le le prix à l'Académie des Sciences de Bruxelles, dit, en parlant de l'extrait du *papaver somniferum* de Linnée, qu'à une dose double, il remplace le meilleur opium de Natolie, on peut voir d'après toutes les expériences qui ont été tentées, que les résultats obtenus jusqu'à ce jour sont on ne peut plus satisfaisans.

C'est de la Natolie, de l'Egypte et des Indes que nous recevons ce suc concret que nous trouvons dans le commerce; les médecins ont de tout temps fort célébré l'opium de Thèbes; quoi qu'il en soit, le praticien habile et éclairé sur la nature et les effets que produit l'opium dans les maladies est presque sûr du succès qu'il attend, il est même des cas particuliers où il peut faire le triomphe de son art; Haller prétend qu'il est difficile de guérir les dyssenteries mieux que ne le fait l'opium, et Sydenham aurait renoncé à faire de la médecine s'il n'avait eu à son secours ce précieux spécifique. Les effets qu'il produit, quand il est bien administré, sont admirables : un grain pris intérieurement en substance selon l'âge et la force, agit bientôt, il excite dans les entrailles une certaine sensation agréable, dissipe, ainsi que le vin, l'inquiétude et la tristesse, endort nos dé-plaisirs dans une douce ivresse, calme les maladies, soulage le corps accablé de lassitude; il donne de la vigueur à l'esprit des gens en santé; aussi les Turcs en prennent-ils hardiment de grandes doses pour se préparer au combat, ils prétendent qu'il leur donne du cou-rage, de la confiance, de l'audace, enfin il leur inspire le mépris des dangers.

L'analyse la plus rigoureuse, dit Fée, n'a fait trouver dans l'ex-trait d'opium, que seize substances différentes.

1° Morphine.

2° Narcotine.

3º Acide méconique.

4º Un autre acide encore peu connu (Robiquet), que M. Robinot avait cru reconnaître et devoir nommer codoïque.

5º Un principe odorant nauseux.

6º Huile fixe.

7º Résine.

8º Matière analogue au Caoutchouc, mais pourtant différente suivant Vauquelin.

9º Matière végéto-animale.

10º Mucilage.

11º Fécule.

12º Acide acétique.

13º Sulfate de chaux.

14º Sulfate de potasse.

15º Alumine.

16º Fer.

Les cas nombreux d'empoisonnement par l'opium, ont conduit M. Orfila à admettre les conclusions suivantes afin de le combattre : 1º on doit administrer une infusion de noix de galle, qui jouit de la propriété de décomposer l'opium et de le rendre moins actif, on doit favoriser l'expulsion du poison par les émétiques, les purgatifs, dissous dans une petite quantité d'eau ou par des lavemens purgatifs; 2º on doit pratiquer une saignée au bras, ou mieux à la veine jugulaire, on doit faire prendre souvent et alternativement de petites quantités d'eau vinaigrée et une forte infusion de café ; si le vinaigre était administré avant l'expulsion de l'opium, il serait plus nuisible qu'utile, il dissoudrait la partie active du poison, en favoriserait l'absorption et déterminerait les accidens les plus graves. (*Voir pour plus de détails la Toxicologie générale, tome 11-3, 5me édition.*

Je terminerai tout ce que j'ai à dire sur les divers opiums, en donnant la manière de cultiver la plante qui, comme nous l'avons vu, le produit ; un sol profond, un peu humide, des engrais bien consommés sont nécessaires à cette culture ; le terrain doit en outre être parfaitement ameubli, on le rend tel par un double labour, après lequel on passe d'abord la herse, et ensuite le rateau ; le semis doit se faire en automne ; comme la graine est très menue, on la mêle, afin de la répandre plus également et pas trop pressée, avec trois quarts autant de terreau bien sec et pulvérisé, ou de cendres ; et on sème à la volée.

Il faut au plus, trois livres de semences pour un arpent : un léger binage avant l'hiver, deux autres dans le courant du printemps suivant, en éclaircissant à chaque fois le semis, de manière à laisser un pied d'intervalle d'une plante à l'autre, sont les seuls soins qu'on donne ordinairement aux pavots.

FIN.

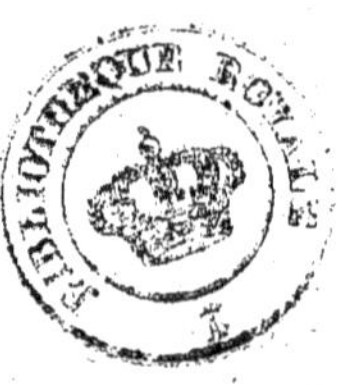